Lisa Fänder

# Qualitätsmanagement nach DIN EN ISO 9001 in der Arztpraxis
Auswirkungen auf die ärztliche Profession

Diplomica® Verlag GmbH

**Fänder, Lisa: Qualitätsmanagement nach DIN EN ISO 9001 in der Arztpraxis: Auswirkungen auf die ärztliche Profession, Hamburg, Diplomica Verlag GmbH 2011**
Originaltitel der Abschlussarbeit: „Über das Verhältnis von Qualitätsmanagement nach DIN EN ISO 9001 und ärztlicher Profession" Am Beispiel einer nach DIN EN ISO 9001 zertifizierten gynäkologischen, geburtshilflichen und onkologischen Arztpraxis

ISBN: 978-3-86341-064-3
Druck Diplomica® Verlag GmbH, Hamburg, 2011
Zugl. Friedrich-Schiller-Universität Jena, Jena, Deutschland, Bachelorarbeit, 2010

Bibliografische Information der Deutschen Nationalbibliothek:
Die Deutsche Nationalbibliothek verzeichnet diese Publikation in der Deutschen Nationalbibliografie;
detaillierte bibliografische Daten sind im Internet über http://dnb.d-nb.de abrufbar.

Die digitale Ausgabe (eBook-Ausgabe) dieses Titels trägt die ISBN 978-3-86341-564-8 und kann über den Handel oder den Verlag bezogen werden.

Dieses Werk ist urheberrechtlich geschützt. Die dadurch begründeten Rechte, insbesondere die der Übersetzung, des Nachdrucks, des Vortrags, der Entnahme von Abbildungen und Tabellen, der Funksendung, der Mikroverfilmung oder der Vervielfältigung auf anderen Wegen und der Speicherung in Datenverarbeitungsanlagen, bleiben, auch bei nur auszugsweiser Verwertung, vorbehalten. Eine Vervielfältigung dieses Werkes oder von Teilen dieses Werkes ist auch im Einzelfall nur in den Grenzen der gesetzlichen Bestimmungen des Urheberrechtsgesetzes der Bundesrepublik Deutschland in der jeweils geltenden Fassung zulässig. Sie ist grundsätzlich vergütungspflichtig. Zuwiderhandlungen unterliegen den Strafbestimmungen des Urheberrechtes.

Die Wiedergabe von Gebrauchsnamen, Handelsnamen, Warenbezeichnungen usw. in diesem Werk berechtigt auch ohne besondere Kennzeichnung nicht zu der Annahme, dass solche Namen im Sinne der Warenzeichen- und Markenschutz-Gesetzgebung als frei zu betrachten wären und daher von jedermann benutzt werden dürften.

Die Informationen in diesem Werk wurden mit Sorgfalt erarbeitet. Dennoch können Fehler nicht vollständig ausgeschlossen werden, und die Diplomarbeiten Agentur, die Autoren oder Übersetzer übernehmen keine juristische Verantwortung oder irgendeine Haftung für evtl. verbliebene fehlerhafte Angaben und deren Folgen.

© Diplomica Verlag GmbH
http://www.diplom.de, Hamburg 2011
Printed in Germany

# „ÜBER DAS VERHÄLTNIS VON QUALITÄTSMANAGEMENT NACH DIN EN ISO 9001 UND ÄRZTLICHER PROFESSION"

AM BEISPIEL EINER NACH DIN EN ISO 9001 ZERTIFIZIERTEN GYNÄKOLOGISCHEN, GEBURTSHILFLICHEN UND ONKOLOGISCHEN ARZTPRAXIS

## INHALTSVERZEICHNIS

1. PROBLEMAUFRISS UND MOTIVATION — S. 6
2. ÜBERBLICK: ÄRZTLICHE PROFESSION — S. 8
   - 2.1 DER WEG ZUR ÄRZTLICHEN PROFESSION — S. 9
   - 2.2 DER AUFGABENBEREICH DER ÄRZTLICHEN PROFESSION — S. 11
   - 2.3 DER STATUS DER ÄRZTLICHEN PROFESSION IN DER GESELLSCHAFT — S. 14
3. ÜBERBLICK: QUALITÄTSMANAGEMENT NACH DIN EN ISO 9001 — S. 16
   - 3.1 DER WEG ZUM QUALITÄTSMANAGEMENT NACH DIN EN ISO 9001 — S. 17
   - 3.2 DER INHALT DES QUALITÄTSMANAGEMENTS NACH DIN EN ISO 9001 — S. 19
   - 3.3 DIE ANWENDUNG DES QUALITÄTSMANAGEMENTS NACH DIN EN ISO 9001 IN DER ARZTPRAXIS — S. 21
4. ÜBER DAS VERHÄLTNIS VON QUALITÄTSMANAGEMENT NACH DIN EN ISO 9001 UND ÄRZTLICHER PROFESSION — S. 30
5. ZUSAMMENFASSUNG UND FAZIT — S. 38
6. LITERATUR- UND ABBILDUNGSVERZEICHNIS — S. 40

> Ich habe einen ganz einfachen
> Geschmack – ich bin immer mit
> dem Besten zufrieden.
> Oscar Wilde

# I. PROBLEMAUFRISS UND MOTIVATION

Seit 2005 schreibt das SGB V in § 135 medizinischen Leistungserbringern die Teilnahme an Maßnahmen der Qualitätssicherung und die Einführung und Weiterentwicklung von Qualitätsmanagement vor.

Am Beispiel einer nach DIN EN ISO 9001 zertifizierten Arztpraxis, möchte ich das Verhältnis von diesem Qualitätsmanagementsystem und der ärztlichen Profession, „seismographisches Spiegelbild der kulturellen, sozialen und technologischen Veränderungen der Gesamtgesellschaft und ihrer Teilbereiche"[1], ermitteln.

Kann die ärztliche Profession von den bestehenden Gesetzen und Regelungen, welche die Standardisierung der Arbeitsabläufe zum Ziel haben, profitieren? Wenn nicht, welche Probleme sind es, die die Anpassung an die gesetzlichen Vorschriften erschweren und wie können diese bewältigt werden? Oder aber – findet hier eine Deprofessionalisierung des Ärztestandes statt?

Da ich im Rahmen meines Studiums ein sechswöchiges Praktikum im März und April 2009 in einer Arztpraxis absolviert habe, werde ich einige Aspekte meiner Beobachtungen einbringen. Die Praxisinhaberin ist Fachärztin für Gynäkologie und Geburtshilfe, onkologisch verantwortliche Ärztin und führt die Zusatzbezeichnung ‚medikamentöse Tumortherapie' (Prüfung erfolgte an der Ärztekammer). Das Dienstleistungsspektrum dieser Praxis reicht von einem ganzheitlichen Beratungs- und Behandlungskonzept im Bereich Frauenheilkunde und Geburtshilfe, über Vorsorgeleistungen, umfassende individuelle Beratungen zur Schwangerschaftsverhütung, Teenager- und Sexualberatungen, Behandlungen von Wechseljahresbeschwerden, individuelle Schwangerschaftsbetreuungen, psychosomatische Beratungen und Behandlungen, Chemotherapien gynäkologischer Tumoren, Hormontherapien bösartiger Erkrankungen, Behandlungen von Tumorschmerzen, knochenstabilisierende Infusionen, Komplementärtherapien bis hin zu kostenpflichtigen individuellen Gesundheitsleistungen (IGEL-Leistungen). Diese Arztpraxis hat seit ihrer Entstehung 2004 ein Qualitätsmanagement nach DIN EN ISO 9001 aufgebaut und ist seit April 2007 nach den aktuellsten Qualitätsmanagementrichtlinien zertifiziert.

---

[1] Schütze, Fritz (1996): S. 196

Um sich dem Verhältnis von Qualitätsmanagement nach DIN EN ISO 9001 und ärztlicher Profession widmen zu können, werden zunächst die Begrifflichkeiten „ärztliche Profession" und „Qualitätsmanagement nach DIN EN ISO 9001" definiert. Innerhalb des zweiten Punktes, der Darstellung der ärztlichen Profession, werden erstens der „Weg" zur ärztlichen Profession aufgezeigt, zweitens ihr Aufgabenbereich und drittens ihr Status in der Gesellschaft. Der dritte Punkt, welcher einen Überblick über das Qualitätsmanagement nach DIN EN ISO 9001 bereithält, beschreibt zu allererst den „Weg" zum Qualitätsmanagement, danach die Inhalte dessen und zuletzt die Anwendung am Beispiel der gynäkologischen, geburtshilflichen und onkologischen Arztpraxis. Nach der Darstellung des Verhältnisses des Qualitätsmanagements nach DIN EN ISO 9001 und der ärztlichen Profession im vierten Punkt, erfolgt im fünften ein zusammenfassendes Fazit.

Nicht nur der leichteren Lesbarkeit halber, sondern auch um folgende Kategorien festzulegen, werden in diesem Text folgende Formen verwendet: Wenn von der „Ärztin" und der „Patientin" gesprochen wird, befinden wir uns im Kontext unserer Beispielarztpraxis. Wenn hingegen die männliche Form verwendet wird, ist der Bereich des Allgemeinen angesprochen, in dem selbstverständlich die weibliche Form immer mitgemeint ist.

## 2. ÜBERBLICK: ÄRZTLICHE PROFESSION

„Bis weit ins 19. Jahrhundert hinein haben in Deutschland klassische gelehrte Wissenstraditionen, nämlich Jurisprudenz, Medizin und Theologie, die Vorstellung von Professionen – als Berufe eines besonderen Typs – geprägt. Jeder dieser gelehrten Stände repräsentiert wesentliche gesellschaftliche Problembezüge der Person: Das Verhältnis zu Gott (Theologie), zu anderen Menschen (Recht) und zu sich selbst (Medizin)."[2]

„Etymologisch lässt sich der Begriff ‚Profession' auf das lateinische Verb ‚profiteri' zurückführen: dem Begriff wohnt demnach ursprünglich das subjektive Moment des Bekenntnisses im Sinne eines (Ordens-)Gelübdes inne"[3]. Diese schon im Wort angelegte Bedingung erfüllt der ärztliche Beruf, denn es existiert in der ärztlichen Berufsordnung ein professioneller Ethikkodex, der nach dem Vorbild des hippokratischen Eids, welcher um 400 v. Chr. entstand, entwickelt wurde - die ‚Genfer Deklaration' des Weltärztebundes:

„GELÖBNIS:
Bei meiner Aufnahme in den ärztlichen Berufsstand gelobe ich feierlich:
mein Leben in den Dienst der Menschlichkeit zu stellen.
Ich werde meinen Lehrern die schuldige Achtung und Dankbarkeit erweisen.
Ich werde meinen Beruf mit Gewissenhaftigkeit und Würde ausüben.
Die Gesundheit meines Patienten soll oberstes Gebot meines Handelns sein.
Ich werde alle mir anvertrauten Geheimnisse auch über den Tod des Patienten hinaus wahren.
Ich werde mit allen meinen Kräften die Ehre und die edle Überlieferung des ärztlichen Berufes aufrechterhalten.
Meine Kolleginnen und Kollegen sollen meine Schwestern und Brüder sein.
Ich werde mich in meinen ärztlichen Pflichten meinem Patienten gegenüber nicht beeinflussen lassen durch Alter, Krankheit oder Behinderung, Konfession, ethnische Herkunft, Geschlecht, Staatsangehörigkeit, politische Zugehörigkeit, Rasse, sexuelle Orientierung oder soziale Stellung.
Ich werde jedem Menschenleben von seinem Beginn an Ehrfurcht entgegenbringen und selbst unter Bedrohung meine ärztliche Kunst nicht in Widerspruch zu den Geboten der Menschlichkeit anwenden.
Dies alles verspreche ich feierlich und frei auf meine Ehre."[4]

Doch die Existenz eines Kodexes reicht bei Weitem nicht aus, um einen Beruf den Status der Profession zu verleihen. Im Folgenden sollen die noch fehlenden Charakteristika skizziert werden.

---

[2] Combe, Arno und Helsper, Werner (1996): S. 14f
[3] Pfadenhauer, Michaela (2003): S. 31
[4] http://www.bundesaerztekammer.de

## 2.1 DER WEG ZUR ÄRZTLICHEN PROFESSION

Professionen „unterscheiden sich dadurch, dass sie die Berufsidee reflexiv handhaben, also das Wissen und das Ethos eines Berufs bewusst kultivieren, kodifizieren, vertexten und damit in die Form einer akademischen Lehrbarkeit überführen."[5]

Da professionelles Wissen wissenschaftliches Wissen ist, erfordert es spezielle Verfahrensweisen der Aneignung. Diese führen nicht nur über den theoretischen Wissenserwerb, sondern auch über die interventionspraktische Habitusformation.[6] Aus diesem Grund lässt sich von einer „doppelten" Professionalisierung sprechen: Der erste Schritt ist die Professionalisierung im wissenschaftlichen Diskurs, der zweite die Professionalisierung in der Praxis des Arbeitsbündnisses.[7]

Fritz Schütze bezeichnet die speziellen Wissensbestände der Professionellen als „höhersymbolische Sinnwelten", zu denen der Patient keinen Zugang hat, da diese Sinnquellen beinhalten, die Sinnsphären entstammen, welche die Alltagswelt transzendieren und deshalb nur durch eine akademische Ausbildung angeeignet und in professionellen Praktika unter Anleitung durch Meister geübt werden können.[8] Diese Sinnquellen enthalten abstrakte, generelle Kategorien, die der Arzt dann in konkreten Problem- und Handlungssituationen respezifizieren muss.[9]

Festhalten lässt sich, dass der Professionsnovize nicht nur in die wissenschaftliche, sondern auch ethisch begründete höhersymbolische Sinnwelt einsozialisiert werden muss.

Da die Leistungen von Professionen hochgradig spezifisch sind, sichern sie sich eine gewisse Unabhängigkeit gegenüber der Einschätzung und Beurteilung ihrer Leistung Dritter, das heißt, sie lassen sich weder durch den Markt noch administrativ kontrollieren. Deshalb sind sie auf Selbstkontrolle angewiesen, die sie mit Hilfe einerseits der Verinnerlichung professionsethischer Ideale, andererseits durch kollegiale Kontrolle sichern.

Die Professionellen, die sich in Berufsverbänden zur Selbstverwaltung organisieren, besitzen zudem die Autonomie der Kontrolle über Standards der Berufsausübung und der Ausbildung.

Die Ärztin unserer Beispielarztpraxis hat ihr Abitur mit 1,0 bestanden und konnte so das Medizinstudium an der Humboldt–Universität zu Berlin aufnehmen. Mit erfolgreich abgeschlossenem Medizinstudium erfolgte die Approbation durch die Senatsverwaltung für Gesundheit in Berlin. So dann arbeitete sie zehn Jahre in verschiedenen Krankenhäusern.

---

[5] Stichwch, Rudolf (1996): S. 51
[6] Vgl. Oevermann, Ulrich (1996): S. 123
[7] Vgl. Oevermann, Ulrich (1996): S. 126
[8] Vgl. Schütze, Fritz (1996): S. 183ff
[9] Vgl. Schütze, Fritz (1996): S. 191

Innerhalb dieser zehn Jahre absolvierte sie eine fünfjährige Facharztausbildung für Gynäkologie und Geburtshilfe (Prüfung erfolgte an der Ärztekammer). Danach ging die Ärztin in die Niederlassung und praktiziert seither auf den Gebieten der Gynäkologie, Geburtshilfe und Onkologie. Sie ist Mitglied in folgenden Berufsverbänden: Regionales Tumorzentrum e.V., Berufsverband der Frauenärzte e.V., Bund Niedergelassener Gynäkologischer Onkologen (BNGO) und Kassenärztliche Vereinigung Thüringen.

Der Wissenserwerb ist mit der Ausbildung keineswegs abgeschlossen, denn nach SGB V § 95 besteht eine Fortbildungsverpflichtung der Kassenärztlichen Vereinigung, die alle fünf Jahre den Nachweis von entweder 250 Fortbildungspunkten oder den Erhalt eines Fortbildungszertifikats der Landesärztekammer fordert. Die Landesärztekammer führt ein Punktekonto, dessen aktuellen Punktestand sie der Kassenärztlichen Vereinigung meldet. Zusätzlich muss ein onkologisch verantwortlicher Arzt jährlich an mindestens sechs Tumorkonferenzen oder Qualitätszirkeln, welche von der Kassenärztlichen Vereinigung, der Ärztekammer oder den Tumorzentren anerkannt sind, teilnehmen. Weiterhin muss er eine kontinuierliche Fortbildung durch die regelmäßige Teilnahme an zertifizierten Fortbildungsveranstaltungen nachweisen (jährlich mindestens 40 Fortbildungspunkte). Selbst das Praxispersonal muss im Rahmen dieser Onkologievereinbarung der Kassenärztlichen Vereinigung an jährlich mindestens zwei onkologischen Fortbildungsveranstaltungen teilnehmen.[10]

Die Folgen von unzureichender Fortbildung belaufen sich von Honorarkürzungen bis hin zu Verfahren auf Zulassungsentzug.

---

[10] Vgl.: http://www.kv-thueringen.de: Onkologievereinbarung der Kassenärztlichen Vereinigung

## 2.2 DER AUFGABENBEREICH DER ÄRZTLICHEN PROFESSION

Professionen sind zuständig für „ein existentielles, ohne spezialisiertes Wissen nicht mehr bewältigbares Problem einer individuellen Klientel in einem konkreten soziokulturellen Lebenszusammenhang."[11] Im Falle der ärztlichen Profession handelt es sich bei dem Problem um eine Krankheit, deren Bewältigung dem Patienten ohne die Hilfe und das Expertenwissen des Arztes als unmöglich erscheint. Professionalisiertes Handeln ist Ulrich Oevermann zufolge, nicht als Ausübung einer monologischen technischen Problemlösung, sondern als Beziehungspraxis zu verstehen. Demnach besteht ein „Arbeitsbündnis" zwischen dem Arzt und dem Patienten, dessen leibliche Beschädigung beseitigt beziehungsweise gemindert werden soll.[12] Dieses Arbeitsbündnis bedarf selbstverständlich einer Intimbeziehung, die auf bedingungsloses Vertrauen gründet. Der Arzt interpretiert die Aussagen des Patienten „höhersymbolisch", das heißt nicht alltagsweltlich und nicht unmittelbar, sondern mit Hilfe seiner professionellen Wissensbestände.[13] Der Patient präsentiert seine Problematik in einer konkreten Erleidenssituation, die zugleich seine Lebenssituation ist. Dies wird als „Fallcharakter" bezeichnet, was bedeutet, dass die Problematik in die Handlungs-, Erleidens- und Aufgabenbezüge des Lebens des Patienten eingebettet ist und deshalb ständiger Veränderungen unterliegt, nämlich durch das Leben des Patienten, Veränderungen des gesellschaftlichen Bezugsrahmens und durch Handlungseinwirkungen des Professionellen selbst.[14] Was der ‚Fall' ist, ist demzufolge das Ergebnis eines interaktiven Konstruktionsprozesses zwischen dem Arzt und dem Patienten.

Professionelle Arbeitsaufgaben sind nicht routinisierbar im Gegensatz zu routinisierbar, unbestimmt im Gegensatz zu technologisierbar und aktiv im Gegensatz zu träge.[15] Deshalb lassen sich zur Bearbeitung der Probleme keine standardisierten Verfahren anwenden.

Professionelle bearbeiten ihr „Rohmaterial" indem sie dessen Status ändern – aus Gesunden werden Kranke. Demzufolge schaffen sie neue kulturelle Wirklichkeiten und zugleich ein Terrain, auf dem nur sie tätig sein können.[16] Damit erzeugen sie Probleme auf die sie dann alleiniges Anrecht zur Bearbeitung haben.

---

[11] Combe, Arno und Helsper, Werner (1996): S. 21
[12] Vgl. Oevermann, Ulrich (1996): S. 115
[13] Vgl. Schütze, Fritz (1996): S. 185
[14] Vgl. Schütze, Fritz (1996): S. 191f
[15] Vgl. Klatetzki, Thomas (2005): S. 253
[16] Vgl. Klatetzki, Thomas (2005): S. 263

Nach Andrew Abbott lässt sich strukturell professionelle Arbeit als Dreischritt von Diagnose, Inferenz und Behandlung interpretieren.[17]

Mit Hilfe der Diagnose nimmt der Arzt Informationen in sein professionelles Wissenssystem auf, denn nur er kann diese ganz bestimmten Realitäten wahrnehmen. Abbott bezeichnet dies als „seherische Kompetenz". Die Diagnostik hat einen dualen Charakter: Erstens sucht der Arzt nach der richtigen professionellen Wissenskategorie für das zu bearbeitende Problem und zweitens blendet er alle irrelevanten Eigenschaften des Problems aus. Der Prozess besteht demzufolge aus dem Sammeln und Zusammenfügen von Informationen nach Regeln und Standards und aus deren Klassifikation und Kategorisierung. Die Kunst des ärztlichen Handelns, so Abbott, besteht nun darin das richtige Muster auszuwählen.

Die Inferenz ist die kognitive Schlussfolgerung, die mit Hilfe der aus der Diagnose gewonnenen Informationen Behandlungsmöglichkeiten ableitet. Abbott zufolge, ist sie die reinste Domäne professioneller Kompetenz, weil sie sich am weitesten den Möglichkeiten der Formalisierung und Technisierung entzieht. Die kognitive Schlussfolgerung ist unumgänglich, da die Beziehung zwischen Diagnose und Behandlung nicht immer eindeutig ist. Die Inferenz kann sich zweier Verfahren bedienen: entweder der Exklusion, hier werden weitere diagnostische Untersuchungen vorgenommen, oder der Konstruktion, hier erkennt der Arzt einen hypothetischen Zusammenhang zwischen Diagnose und Behandlung.

Die Behandlung ist die Weitergabe von Informationen in Form von Behandlungsvorschriften, welche nicht zwangsläufig von den Professionellen ausgeführt werden muss, wie zum Beispiel die Medikamentenverabreichung durch die Arztschwestern. Allerdings ist es wahrscheinlicher, je spezifischer die Behandlung ist. An dieser Stelle ist noch hinzuzufügen, dass Professionelle generell weniger wichtige Aufgaben an untergeordnete Berufsgruppen mit geringeren Ausbildungsanforderungen delegieren.[18] Das Ziel der ärztlichen Profession ist es, eine eindeutige Beziehung zwischen den Systemen Diagnose und Behandlung herzustellen. Diese birgt allerdings eine Ambivalenz in sich: Einerseits bietet sie einen Gewinn an Sicherheit und Vereinfachung, andererseits macht Eindeutigkeit das Handeln routinisierbar. Damit würde es seinen unbestimmten und exklusiven Charakter verlieren und die Möglichkeit der Deprofessionalisierung bieten, so Andrew Abbott.

Thomas Klatetzki hat die Professionelle Arbeit diesem Ansatz nach wie folgt zusammengefasst: „Sie ist eine Form der Wahrnehmung beziehungsweise Deutung von

---

[17] Vgl. Klatetzki, Thomas (2005): S. 257ff
[18] Vgl. Pfadenhauer, Michaela (2003): S.33

Wirklichkeit (Diagnose), im Kern eine besondere Art des schlussfolgernden Denkens (Inferenz) und ein Bewirken von Wirkungen (Behandlung)".[19]

Niklas Luhmann zufolge bilden sich Professionen in Funktionssystemen aus, deren Erfüllung in der Änderung ihrer personalen Umwelt liegt.[20] Der binäre Code im Gesundheitssystem entspricht gesund/krank, dessen präferierte Seite des Codes professionell erschlossen werden muss. Professionelle Praktiker vermitteln demnach zwischen dem positiven Wert der Unterscheidung, und dem Patienten. Das Gelingen dieser Vermittlung ist jedoch leider nicht immer garantiert. Der Zeit- und Entscheidungsdruck sind das Risiko für den Misserfolg aber zugleich auch der Katalysator für die Professionsbildung, so Luhmann.

Wenden wir uns nun der schematischen Darstellung des arbeitsweltlichen Tagesablaufs unserer gynäkologischen, geburtshilflichen und onkologischen Ärztin zu:

Montags von 7.30 Uhr bis ca. 12.00 Uhr hat sie Sprechstunde für Gynäkologie, Geburtshilfe und Onkologie. Von 12.30 Uhr bis ca. 14.00 Uhr muss sie Laborbefunde auswerten und diverse Computerarbeiten verrichten. Am Nachmittag ist Schwangerensprechstunde, in der beispielsweise Sonographien durchgeführt werden. Am Dienstag führt die Ärztin von 7.30 Uhr bis ca. 13.00 Uhr Chemotherapien durch. Danach erledigt sie Dokumentationsarbeit, zum Beispiel das Schreiben von langen Briefen für die Chemotherapiepatientinnen. Von 14.00 Uhr bis ca. 18.00 Uhr hat sie wieder Sprechstunde für Gynäkologie, Geburtshilfe und Onkologie. Mittwochvormittag führt die Ärztin Chemotherapien durch und nachmittags geht sie mindestens einmal monatlich zum Tumorkonzil ins Brustzentrum, bei dem unter Anderem die Therapien der Chemotherapiepatientinnen durchgesprochen werden. Zudem findet im Sechs-Wochen-Rhythmus ein gynäkologischer Stammtisch statt, zu dem alle niedergelassenen Gynäkologen des Landkreises Schmalkalden-Meiningen eingeladen werden. Der Tagesablauf des Donnerstags ähnelt dem des Montags, allerdings bis 18.00 Uhr. Am Freitag von 7.30 Uhr bis ca. 10.00 Uhr ist allgemeine Sprechstunde und von 10.00 Uhr bis ca. 12.00 Uhr Schwangerensprechstunde.

Damit lassen sich folgende Aufgaben auf zwei verschiedenen Ebenen finden: Auf der internen Ebene behandelt die Ärztin Patientinnen in den Bereichen Gynäkologie, Geburtshilfe und Onkologie. Die externe Ebene kennzeichnet sich beispielsweise durch die Teilnahme am Tumorkonzil und am gynäkologischen Stammtisch, durch den Besuch von Weiterbildungen (bei denen sie wiederum Wissen erlangt, welches sie auf der internen Ebene anwendet), durch die regelmäßige telefonische und schriftliche Kontaktaufnahme zu Hausärzten, insbesondere von onkologischen Patientinnen oder durch die regelmäßige Teilnahme an BNGO- Treffen

---

[19] Klatetzki, Thomas (2005): S. 268
[20] Vgl. Pfadenhauer, Michaela (2003): S. 44

aus – zusammenfassend: durch alle Interaktionen mit externen Institutionen, wie Praxen, Kliniken, Kassenärztliche Vereinigung, Landesärztekammer, Weiterbildungen oder auch den kassenärztlichen Notfalldienst.

Weil der Aufgabenbereich der Ärztin in internen wie auch externen Strukturen verortet ist, unterliegt er kulturellen, sozialen und technologischen Veränderungen.

## 2.3 DER STATUS DER ÄRZTLICHEN PROFESSION IN DER GESELLSCHAFT

Die ärztliche Profession verfügt über eine sehr große „Ausstrahlungsmächtigkeit"[21], da sie nicht nur im Besitz eines hohen Maßes an Generalzuständigkeit ist, sondern auch im Besitz eines gesellschaftlichen Mandats zur Verrichtung besonderer Leistungen der Problembewältigung und zur Verwaltung des ihr übertragenen besonderen gesellschaftlichen Wertes, nämlich der Gesundheit.[22] Die ärztliche Profession leistet die existenzielle Grundlage der Reproduktion des Lebens und ist somit von der Allgemeinheit angesehen und anerkannt. Da Professionen kein eigenes Interesse besitzen, bildet sich ein großes Vertrauensverhältnis aus. Die Eingriffe des Arztes lassen sich wie selbstverständlich rechtfertigen, selbst wenn sie die Grenzen der Intimität überschreiten oder gar den Körper verletzten. Die Profession hat demzufolge von der Gesellschaft sogar die Lizenz erhalten, den Patienten Schmerzen zu zufügen, sofern es dem Wohle dient. Nach Talcott Parsons hat das Expertenwissen die Funktion der sozialen Kontrolle, indem der Arzt die individuellen und kollektiven Abweichungen von der Gesundheitsnorm korrigiert und die Funktionsfähigkeit der Gesellschaftsmitglieder wiederherstellt.[23] Damit orientiert sich der Wertbezug dieses Wissens am Gemeinwohl der Gesellschaft. Hans Albrecht Hesse versteht die Arbeit der Professionellen gar als „altruistische Gemeinwohlorientierung"[24]. Dieses Monopol verleiht der ärztlichen Profession Autonomie, öffentliche Anerkennung, Prestige, Macht und kulturelle Autorität, weil sie „kulturelle Kategorien durch fortlaufende Konstruktion von Wirklichkeit"[25] instand hält.

---

[21] Combe, Arno und Helsper, Werner (1996) S. 15
[22] Vgl. Schütze, Fritz (1996): S. 191
[23] Vgl. Schütze, Fritz (1996): S. 186
[24] Pfadenhauer, Michaela (2003): S. 32
[25] Klatetzki, Thomas (2005): S. 262

## 3. ÜBERBLICK: QUALITÄTSMANAGEMENT NACH DIN EN ISO 9001

Etymologisch entstammt der Begriff ‚Qualität' dem lateinischen Wortstamm ‚qualis', welcher die Art und Weise der Beschaffenheit von Etwas angibt.[26] Damit ist er wertneutral, wobei er gegenwärtig häufig mit guter Qualität gleichgesetzt wird. Qualität ist der „Grad, in dem ein Satz inhärenter Merkmale (kennzeichnende Eigenschaft) Anforderungen (Erfordernis oder Erwartung, das oder die festgelegt, üblicherweise vorausgesetzt oder verpflichtend ist) erfüllt."[27], so die Norm DIN EN ISO 9000:2005. Weiterhin definiert sie Qualitätsmanagement als eine „aufeinander abgestimmte Tätigkeit zum Leiten und Lenken einer Organisation bezüglich Qualität"[28]. Die DIN ist das Deutsche Institut für Normung e.V., welches als Vertreter der Bundesrepublik Deutschland seit 1951 Mitglied der ISO ist. Die ISO ist die Internationale Organisation für Normung mit Sitz in Genf, die 1947 ihre Arbeit aufnahm. Die Abkürzung EN steht für die Europäische Norm. „Diese 9000er-Normenfamilie besteht aus ISO 9000:2005, ISO 9001:2008, ISO 9004:2000 sowie ISO 19011:2002. Hierbei bezeichnet die erste Zahl die Norm selbst, die zweite Zahl nach dem Doppelpunkt hingegen das Jahr der letzten Revision."[29] Die Normenwerke werden nämlich kontinuierlich geprüft und verbessert. Die folgenden Ausführungen belaufen sich ausschließlich auf die ISO 9001:2008. Diese Norm regelt Anforderungen an ein Qualitätsmanagement, das heißt sie regelt die organisatorischen Abläufe, das Erkennen von Fehlern und die Einleitung von Korrekturmaßnahmen, die Wahrung der Betriebssicherheit und die Bereitstellung der erforderlichen Mittel. Das Ziel von Qualitätsmanagement als Instrument der Organisationsentwicklung ist der unternehmerische Erfolg durch kontinuierliche Verbesserung. Die Qualität ist erreicht, wenn die Eigenschaften der Dienstleistungen genau den Forderungen der Kunden entsprechen. Der Weg zur Qualitätsmanagement-Arztpraxis führt hierbei über zwei Stufen: der Qualifizierung und der Zertifizierung.[30] Die erste Stufe erfordert die Installation eines Qualitätsmanagements, die zweite belegt die erbrachte Qualität und deren fortlaufende Sicherung und Verbesserung vor allen Kooperationspartnern. Um allerdings eine Zertifizierung zu erlangen, muss die Organisation nicht nur ein Qualitätsmanagementsystem, welches den Forderungen der Norm entspricht, aufbauen, sondern dies auch dokumentieren, verwirklichen, aufrechterhalten und die Wirksamkeit ständig verbessern.

---

[26] Vgl. Ertl-Wagner, Birgit; Steinbrucker, Sabine; Wagner, Bernd C. (2009): S. 2
[27] Qualitätsmanagement nach DIN EN ISO 9000ff. Dokumentensammlung. Beuth, 2006.
[28] Ebd.
[29] Ertl-Wagner, Birgit; Steinbrucker, Sabine; Wagner, Bernd C. (2009): S. 30
[30] Vgl. Heckhausen, Dorothee et al (2009): S. 83

## 3.1 DER WEG ZUM QUALITÄTSMANAGEMENT NACH DIN EN ISO 9001

Da Qualitätsdenken schon vor Jahrtausenden im menschlichen Denken und Handeln Einzug hielt und selbst der moderne Qualitätsbegriff eine lange Geschichte aufweist, sollen an dieser Stelle nur die prägnantesten Entwicklungsschritte sowie die bedeutungsvollsten Namen erwähnt werden.

„Zu Beginn des 20. Jahrhunderts begann sich der moderne Qualitätsbegriff herauszukristallisieren. Frederick Winslow Taylor war einer der Vordenker der Fließbandarbeit, die dann von Henry Ford in der Automobilindustrie umgesetzt wurde. Walter Andrew Shewhart gilt als Begründer der Vorbeuge- und Korrekturmaßnahmen und hat Deming entscheidend beeinflusst. Nach William Edwards Deming ist der Deming- oder PDCA- Zyklus mit den Phasen Plan, Do, Check, Act benannt."[31] Dieser Demingzyklus soll schematisch dargestellt werden, weil die Prinzipien Planungsphase, Umsetzungsphase, Prüfphase und Aktionsphase für die kontinuierlichen Verbesserungsprozesse im modernen Qualitätsmanagement nach DIN EN ISO 9001 von großer Bedeutung sind.

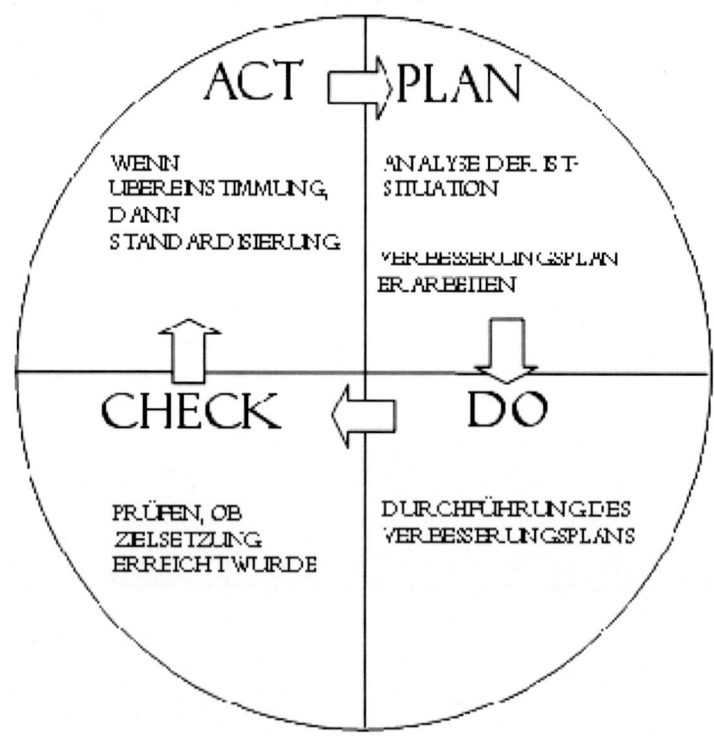

Abb. 1

---

[31] Ertl-Wagner, Birgit; Steinbrucker, Sabine; Wagner, Bernd C. (2009): S. 9

„Kaoru Ishikawa entwickelte das Fischgrätdiagramm – auch als Ishikawa-Diagramm bezeichnet – als Instrument zur Fehleranalyse, das klassicherweise die sechs Haupt-„Gräten" Mensch, Maschine, Milieu, Material, Methode und Messung enthält."[32]

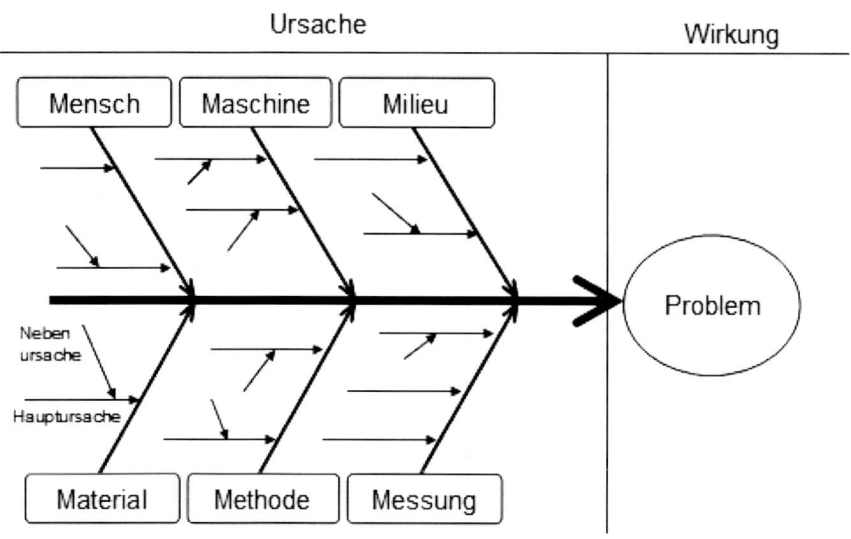

Abb. 2

„Taichi Ohno hat das Toyota Production Systems begründet, das das Just-in-Time-Konzept und die Kanban-Karten beinhaltet. Auf seinen Konzepten basiert die schlanke Produktion („lean production"). Philip B. Crosby etablierte das Null-Fehler-Konzept, in dem das Qualitätsmanagement vorbeugend Fehler vermeiden sollte. Noriaki Kano schließlich unterteilte drei Ebenen der Qualität: Grundforderungen, Leistungsforderungen und Begeisterungsmerkmale. Wichtige deutsche Vordenker auf dem Gebiet des Qualitätsmanagements sind Walter Masing, Gerd F. Kamiske, Walter Geiger, Klaus Zink und Christian Malorny. Alle hier aufgeführten Personen haben das Qualitätsmanagement entscheiden geprägt, wenn auch wie ersichtlich mit unterschiedlichen Schwerpunktsetzungen. Hieraus konnten in Folge unterschiedliche Modelle und Systeme entstehen. Im 20. Jahrhundert hat sich das Konzept des Qualitätsmanagements stetig weiterentwickelt. Lagen zunächst vorwiegend eine Qualitätskontrolle beziehungsweise eine Qualitätssteuerung vor, so fand zunehmend eine Hinwendung zum Qualitätsmanagement und schließlich zum umfassenden Qualitätsmanagement (total quality management, TQM) statt."[33]

---

[32] Ertl-Wagner, Birgit; Steinbrucker, Sabine; Wagner, Bernd C. (2009): S. 10
[33] Ertl-Wagner, Birgit; Steinbrucker, Sabine; Wagner, Bernd C. (2009): S. 10f

Seit 2005 schreibt das SGB V in § 135 medizinischen Leistungserbringern die Teilnahme an Maßnahmen der Qualitätssicherung und die Einführung und Weiterentwicklung von Qualitätsmanagement vor. Allerdings legt es weder die Art des Qualitätsmanagementsystems fest, noch verpflichtet es die medizinischen Leistungserbringer zur Zertifizierung.

## 3.2 DER INHALT DES QUALITÄTSMANAGEMENTS NACH DIN EN ISO 9001

Die Grundanforderungen an ein funktionierendes Qualitätsmanagement, die die Organisation erfüllen muss, bestehen aus folgenden acht Prozessgruppen:

1. Anwendungsbereich
2. Normative Verweisungen
3. Begriffe
4. Anforderungen an das QM-System
5. Verantwortung der Leitung
6. Management von Ressourcen
7. Produktrealisierung
8. Messung, Analyse und Verbesserung

Eine Anforderung an das Qualitätsmanagementsystem ist die Erstellung und Aufrechterhaltung eines Qualitätsmanagementhandbuches, in dem diese Hauptkategorien dokumentiert werden. Im Punkt fünf werden die Aufgaben und Verantwortlichkeiten, die die Führung des Unternehmens erfüllen muss, festgelegt. Um diese Aufgaben qualitativ hochwertig und mit möglichst geringem Aufwand zu erfüllen, bedarf es entsprechender Ausbildung und Qualifikation der Mitarbeiter und dem Management der gesamten apparativen Ausstattung, welche im sechsten Punkt festgehalten werden. Die Produktrealisierung im siebten Punkt beschreibt alle Kernprozesse, das heißt alle direkten Leistungen am Patienten. Hier werden nicht nur die Leistungen definiert, sondern auch welches Leistungsniveau angestrebt wird, wie diese Anforderungen bewertet und mit dem Patienten kommuniziert werden. Hinzu gibt sie Auskunft über den gesamten Beschaffungsprozess und über das Bereitstellen der notwendigen Materialien und Ressourcen. Der achte Punkt kontrolliert das Erreichte, also die Wirksamkeit der Prozesse, durch interne Audits und Messungen. Alle Daten werden analysiert, Abweichungen und Verbesserungspotenziale ermittelt und Vorbeuge- und Korrekturmaßnahmen abgeleitet. Diese Ergebnisse müssen jährlich in einem Managementreview zusammengetragen werden.

Die ISO 9000er-Familie basiert auf den folgenden acht Grundsätzen[34]:

Erstens die Kundenorientierung: Hier geht es um das Verstehen von gegenwärtigen und zukünftigen Erfordernissen der Kunden. Denn Ziel ist es, ihre Anforderungen zu erfüllen, bestenfalls ihre Erwartungen zu übertreffen.

Zweitens die Führung: Die Führung der Organisation soll ein internes Umfeld schaffen und erhalten, in dem sich die Mitarbeiter voll und ganz für die Erreichung der Ziele einsetzen können.

Drittens die Einbeziehung der Personen: Alle Mitarbeiter sollen vollständig einbezogen werden, um ihre Fähigkeiten zum Nutzen der Organisation einsetzten zu können.

Viertens der prozessorientierte Ansatz: Angestrebte Ziele lassen sich leichter realisieren, wenn die dazu gehörigen Tätigkeiten und Ressourcen als Prozess geleitet und gelenkt sind.

Fünftens der systemorientierte Managementansatz: Zur Wirksamkeit und Effizienz der Organisation tragen das Erkennen, Verstehen, Leiten und Lenken von miteinander in Wechselwirkung stehenden Prozessen als System bei.

Sechstens die ständige Verbesserung, welches als permanentes Ziel der Organisation gilt.

Siebtens der sachbezogene Ansatz zur Entscheidungsfindung: Wirksame Entscheidungen bedürfen der intensiven Analyse von Daten und Informationen.

Achtens die Lieferantenbeziehungen zum gegenseitigen Nutzen: Eine Beziehung zu ebenfalls nach Qualitätsmanagementrichtlinien zertifizierten Lieferanten erhöht die Wertschöpfungsfähigkeit beider Organisationen.

Wie bereits erwähnt ist der erste Arbeitsschritt zu einer Qualitätsmanagementarztpraxis die Installation des Qualitätsmanagements, dessen Charakter eben aufgezeichnet wurde. Um im zweiten Schritt ein Zertifikat zu erhalten, wird ein externer, unabhängiger Auditor beziehungsweise eine Zertifizierungsgesellschaft hinzugezogen. Wichtig ist, dass vor einer Zertifizierung das Unternehmen immer selbst interne Audits durchführen sollte. Die Erneuerung des Zertifikats erfolgt alle drei Jahre, wobei jährlich so genannte externe Überwachungsaudits, Stichproben, stattfinden.

---

[34] Vgl. Ertl-Wagner, Birgit; Steinbrucker, Sabine; Wagner, Bernd C. (2009): S. 32

## 3.3 DIE ANWENDUNG DES QUALITÄTSMANAGEMENTS NACH DIN EN ISO 9001 IN DER ARZTPRAXIS

Die nachfolgende Aufstellung, welche die wichtigsten Zuständigkeiten und Verantwortlichkeiten der einzelnen Bereiche innerhalb der Organisationsstruktur unserer Beispielarztpraxis darstellt, soll die weitreichende Anwendung des Qualitätsmanagements nach DIN EN ISO 9001 in der Praxis verdeutlichen. Diese Zuständigkeiten und Verantwortlichkeiten werden von den drei Mitarbeitern der Praxis getragen.

Die Stelle der <u>Praxisleitung</u>, besetzt von der Ärztin, obliegt die Festlegung, Überwachung, Bewertung und Aufrechterhaltung des gesamten Qualitätsmanagementsystems. Ziel ist es, Qualitätsziele aus der Qualitätspolitik abzuleiten, um den bisher erreichten Standard transparent und nachvollziehbar zu dokumentieren, eine stetige Verbesserung der Dienstleistungsqualität in der Praxis zu gewährleisten und den gesetzlichen Vorgaben zur Qualität und Qualitätssicherung zu entsprechen.

Der <u>Praxismanager</u>, der zugleich Qualitätsmanagement- und Sicherheitsbeauftragter ist, unterstützt die Praxisleitung bei der Gewährleistung des reibungslosen und sicheren Praxisablaufs und gewährleistet eine enge Zusammenarbeit mit den Bereichen Patientenlenkung, Terminierung, Laborarbeiten, Diagnostik, Administration und Assistenz.

Der <u>Qualitätsmanagementbeauftragte</u> ist für alle Fragen des Qualitätsmanagementsystems verantwortlich. Er ist zur Einhaltung der Forderungen nach DIN EN ISO 9001 verpflichtet sowie zur Erstellung, Verteilung und Aktualisierung des Qualitätsmanagementhandbuchs; Beratung aller Abteilungen in Fragen des Qualitätsmanagements; Erstellung, Koordination und Genehmigung bereichsübergreifender Qualitätsmanagementregelungen; Entscheidung bei Fragen des Qualitätsmanagements; Durchführung interner Audits zur Überprüfung der Wirksamkeit des Qualitätsmanagementsystems; Entwicklung und Koordination von bereichsspezifischen Qualitätsförderungsprogrammen wie Mitarbeiterorganisation; fachliche Vertretung des Praxisinhabers beim Umgang mit externen Zertifizierungsstellen und Fachverbänden; Qualitätsberichterstattung an die Geschäftsleitung und schließlich zur Überwachung der Qualitätskosten.

Der <u>Sicherheitsbeauftragte</u> ist für alle Fragen des Arbeits- und Brandschutzes zuständig. Er hat die Aufgabe die Praxisleitung sowie seine Kolleginnen bei der Durchführung der Unfallverhütung zu unterstützen, Anstöße für eine Verbesserung der Arbeitssicherheit und des Gesundheitsschutzes zu geben und über Sicherheitsprobleme zu informieren. Zu seinen Aufgaben gehört ebenfalls, dass er auf den Zustand der technischen Schutzeinrichtungen achtet sowie darauf, dass diese auch von den Kolleginnen benutzt werden. Weiterhin achtet er auf den Zustand der persönlichen Schutzeinrichtungen am Arbeitsplatz und darauf, dass diese ebenfalls benutzt werden. Der Sicherheitsbeauftragte meldet sicherheitstechnische Mängel der Praxisleitung und informiert die Mitarbeiterinnen über den sicheren Umgang mit Geräten und Arbeitsstoffen.

Die Hygienebeauftragte, Arzthelferin 1, ist verantwortlich für alle Fragen des Hygienemanagements, zu denen die folgenden Aufgaben und Befugnisse gehören: Regelmäßige Begehung aller Bereiche und Anfertigen von Berichten, die dem Qualitätsmanagementbeauftragten weitergeleitet werden; Überwachen von Desinfektionen und Sterilisationen; Überwachen des Hygieneplans; Überwachen von Arbeitsplänen nach hygienischen Gesichtspunkten; Mitwirkung bei der Einhaltung von Hygieneregeln und -ordnung; Mitwirkung bei der Erkennung, Verhütung und Bekämpfung von nosokomialen Infektionen durch die Aufzeichnung aller relevanten Daten; unverzügliche Unterrichtung der für die entsprechenden Bereiche Verantwortlichen über Verdachtsfälle; Mitwirkung bei der Planung funktioneller und baulicher Maßnahmen; Schulung und praktische Anleitung des Personals; Mitwirkung bei der Auswahl hygienerelevanter Verfahren und Produkte und schließlich die Einbeziehung von Fremddienstleistern in die Umsetzung des Gesamthygieneplans.

Für den Zuständigkeitsbereich der Praxislenkung und Terminierung sind Arzthelferin 1 und 2 verantwortlich. Sie begleiten die Patientinnen durch die einzelnen Bereiche der Praxis und betreuen die Patientinnen von der ersten Terminvergabe, über die Behandlung und Diagnostik bis hin zur Vereinbarung von Folgeterminen.

Die Administration ist zuständig für die vollständige Verwaltung aller Patientendaten, Befunde und Berichte. Sie informiert die behandelnde Ärztin über die Ergebnisse von externen Untersuchungen durch Labor und Übergangsarzt. Dieser Zuständigkeitsbereich obliegt ebenfalls den Arzthelferinnen 1 und 2.

Die Assistenz, die in allen Bereichen der Behandlung für einen reibungslosen Ablauf Sorge trägt und für die Vor- und Nachbereitung sowie Dokumentation derer verantwortlich ist, obliegt ebenfalls den Arzthelferinnen 1 und 2.

Die onkologische Fachangestellte, Arzthelferin 1, trägt die Verantwortung für die Betreuung der Patientinnen im Bereich der Onkologie.

Die Praxisreinigung, die von einer externen Reinigungsfirma durchgeführt wird, ist für den sauberen und hygienisch einwandfreien Zustand aller Praxisräume verantwortlich.

Jeder Mitarbeiter, der eben genannten Verantwortlichkeiten, Zuständigkeiten und Befugnisse, ist für die Qualität seines Arbeitsergebnisses im Rahmen der Zielvereinbarung und seiner Aufgaben selbst verantwortlich. Das bedeutet, dass die Verantwortung für Qualität und Erfüllung von Kundenanforderungen auf allen Ebenen der Praxis besteht.

Nun soll anhand von drei Beispielen die Anwendung des Qualitätsmanagements nach DIN EN ISO 9001 in der gynäkologischen, geburtshilflichen und onkologischen Arztpraxis plastisch abgebildet werden.

Das erste und zweite Beispiel werden Prozessbeschreibungen, die von der DIN-Norm gefordert werden, aufzeigen, die die Praxisleitung unter Anderem auf der Basis von den Empfehlungen der BGW (Berufsgenossenschaft für Gesundheitsdienst und Wohlfahrtspflege) entwickelte. Das erste wird sich dem Umgang mit einer Patientin, die MRSA-Trägerin ist, widmen. Das zweite wird sich mit der Entsorgung von Zytostatika beschäftigten. Das dritte Beispiel wird auf die Befragung der Patientenzufriedenheit, als ein Beispiel von „Feedbackinstrumenten"[35], abzielen.

1. Beispiel: Umgang mit einer Patientin, die MRSA-Trägerin ist

Um die Wichtigkeit dieser Prozessbeschreibung aufzeigen zu können, ist es zunächst wichtig, MRSA zu beschreiben: „Das Kürzel „MRSA" steht für „Methicillin resistente *Staphylococcus aureus*" und bezeichnet *Staphylococcus (S.) aureus* mit der spezifischen Eigenschaft Methicillin-Resistenz. *Staphylococcus aureus* ist ein weit verbreitetes Bakterium, das Haut und Schleimhäute von Mensch und Tier besiedelt. In der Regel wird die Besiedlung nicht bemerkt. Da *S. aureus* auf der Haut vorkommt, ist er auch häufig an Entzündungen von Haut und Schleimhäuten beteiligt. Bestimmte Stämme von *S. aureus* stehen mit so genannten nosokomialen Infektionen im Zusammenhang. Das sind Infektionen, die sich Menschen während einer stationären Behandlung im Krankenhaus zuziehen. Diese Stämme werden auch als Hospitalismuskeime bezeichnet. Sie können Wundinfektionen, Entzündungen der Atemwege sowie Blutvergiftungen (Septikämien) auslösen."[36]

Der Vorteil einer schriftlichen und im Qualitätsmanagementhandbuch dokumentierten Prozessbeschreibung über den Umgang mit einer Patientin (Abb. 3 und 4), die Trägerin dieses Bakteriums ist, ergibt sich aus folgenden Überlegungen: Weil nur „etwa ein Prozent

---

[35] Borst, U.; Studer, K; Eyer, H.; Kellenberger, U. (2004): S. 578 (Weitere wären bspw. Personalbefragung, Beschwerdemanagement)
[36] http://www.bfr.bund.de (Bundesinstitut für Risikobewertung)

der Bevölkerung Träger von MRSA ist"[37] und deshalb das Praxispersonal nur selten mit einem solchen Fall konfrontiert ist, hat es die Möglichkeit einer schnellen Einleitung von entsprechenden Maßnahmen, indem es die Prozessbeschreibung im Handbuch nachschlägt. Weiterhin ist bei einem Personalwechsel die schriftliche Dokumentation solcher Prozessbeschreibungen von Vorteil, weil es der Ärztin die Belehrung des neuen Praxismitglieds erleichtert.

Die Nichteinhaltung der dokumentierten Prozessbeschreibung würde eine Gefahr für alle Menschen, die die Arztpraxis betreten würden, darstellen. Aus diesem Grund trägt das Qualitätsmanagement nach DIN EN ISO 9001 in dieser Hinsicht zum Schutze unserer Gesellschaft bei.

---

[37] http://www.bfr.bund.de (Bundesinstitut für Risikobewertung)

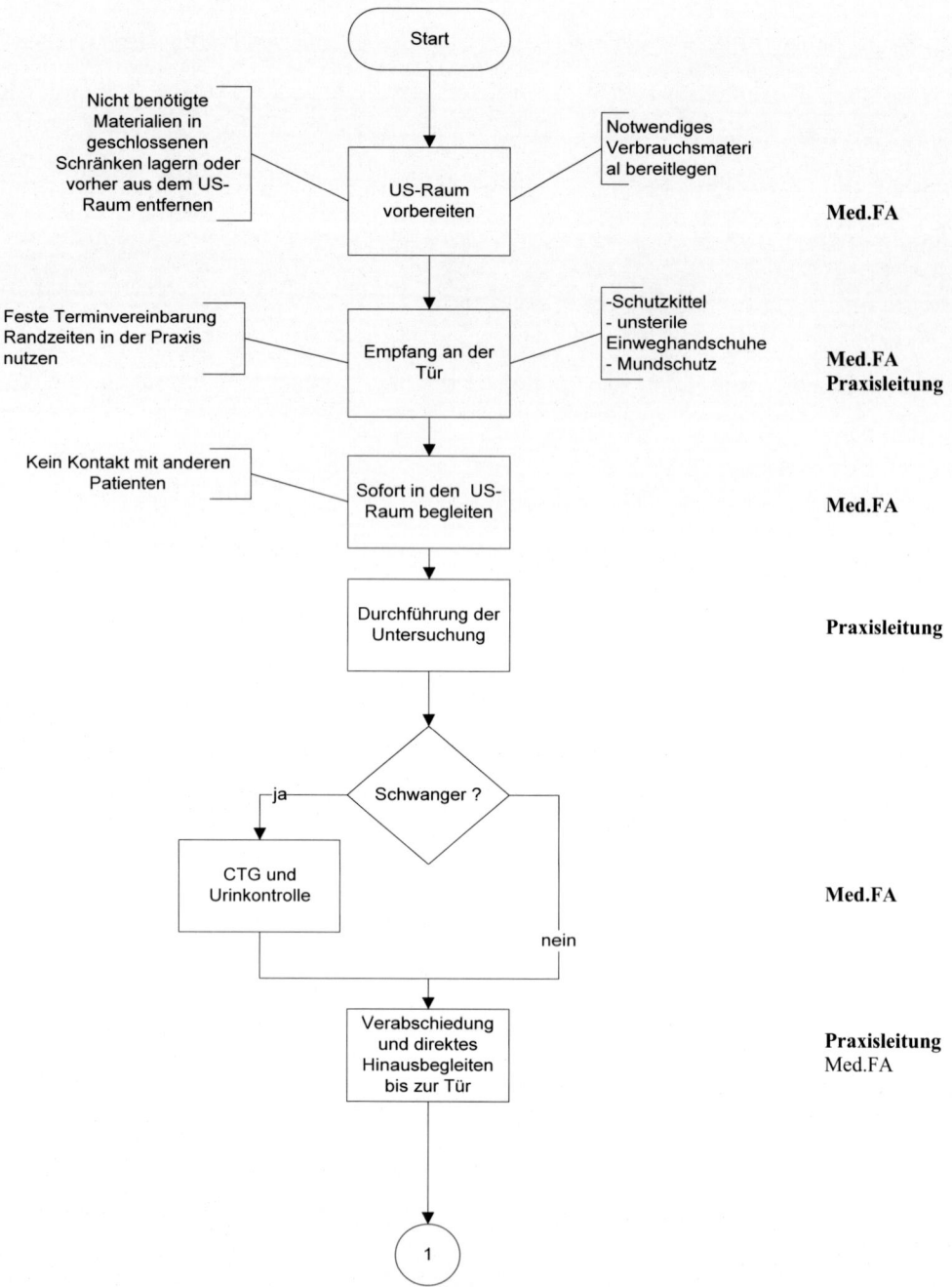

Abb. 3

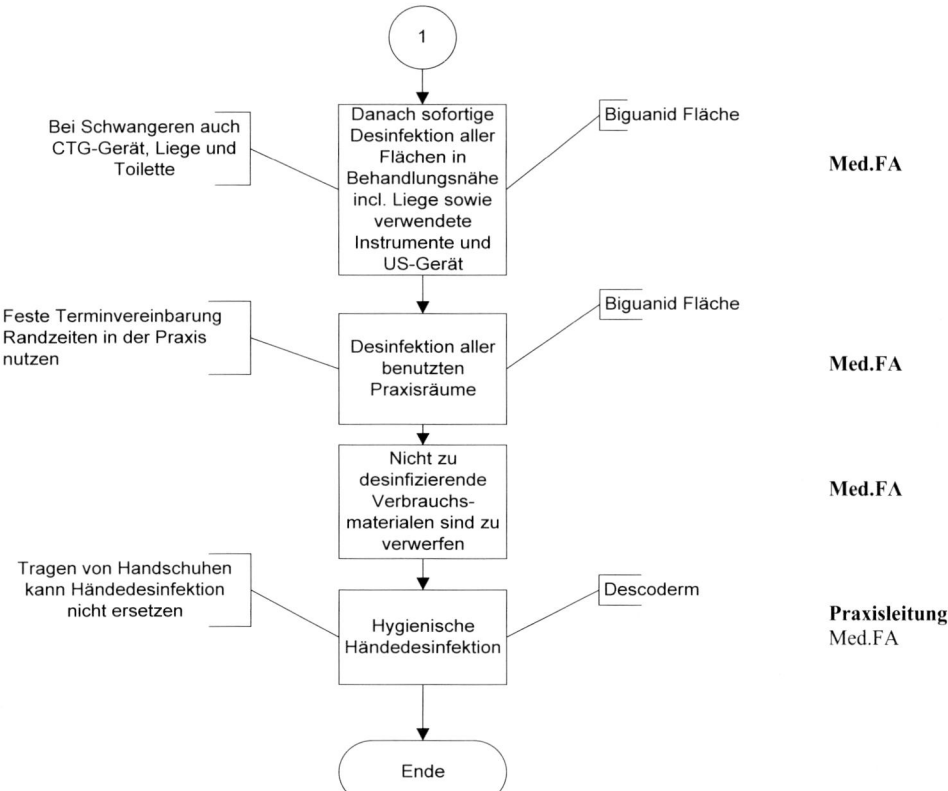

Abb. 4

## 2. Beispiel: Entsorgung von zytostatikahaltigen Materialien

Das zweite Beispiel soll die Notwendigkeit einer von der Praxisleitung entwickelte Prozessbeschreibung für die Entsorgung von zytostatikahaltigen Materialien (Abb. 5), welche auf der Grundlage von Informationsmaterialien des BGW basiert, aufzeigen.

„Zytostatika sind hochpotente Arzneistoffe und stellen eine potenzielle Gefahr für alle Personen, die mit ihnen arbeiten, dar. Viele Zytostatika haben erbgutverändernde, krebserzeugende, fruchtbarkeitsgefährdende oder fruchtschädigende Wirkungen. Unmittelbar können sie bei Haut- bzw. Schleimhautkontakt reizend, ätzend sowie sensibilisierend wirken. Zytostatika schädigen bei therapeutischen Dosen besonders Zellen mit hoher Zellteilungsrate wie Knochenmark, Darmschleimhaut, Haarfollikelzellen und Keimdrüsen sowie die körpereigene Abwehr. Zytostatika sind in der Regel nicht biologisch abbaubar und gefährden die Umwelt."[38]

Aus diesem Grunde muss die Entsorgung von Zytostatika praxisspezifisch im Rahmen des Prozessablaufs dokumentiert und angewendet werden. Auch hier gelten die Vorteile, die im ersten Beispiel angeführt wurden: Erstens die schnellstmögliche Einleitung der entsprechenden Maßnahmen und zweitens die Minimierung der Gefährdung von Mensch und Umwelt, weil eine nach DIN EN ISO 9001 zertifizierte Arztpraxis Zytostatika artgerecht entsorgt.

---

[38] Qualitätsmanagementhandbuch Anett Fänder

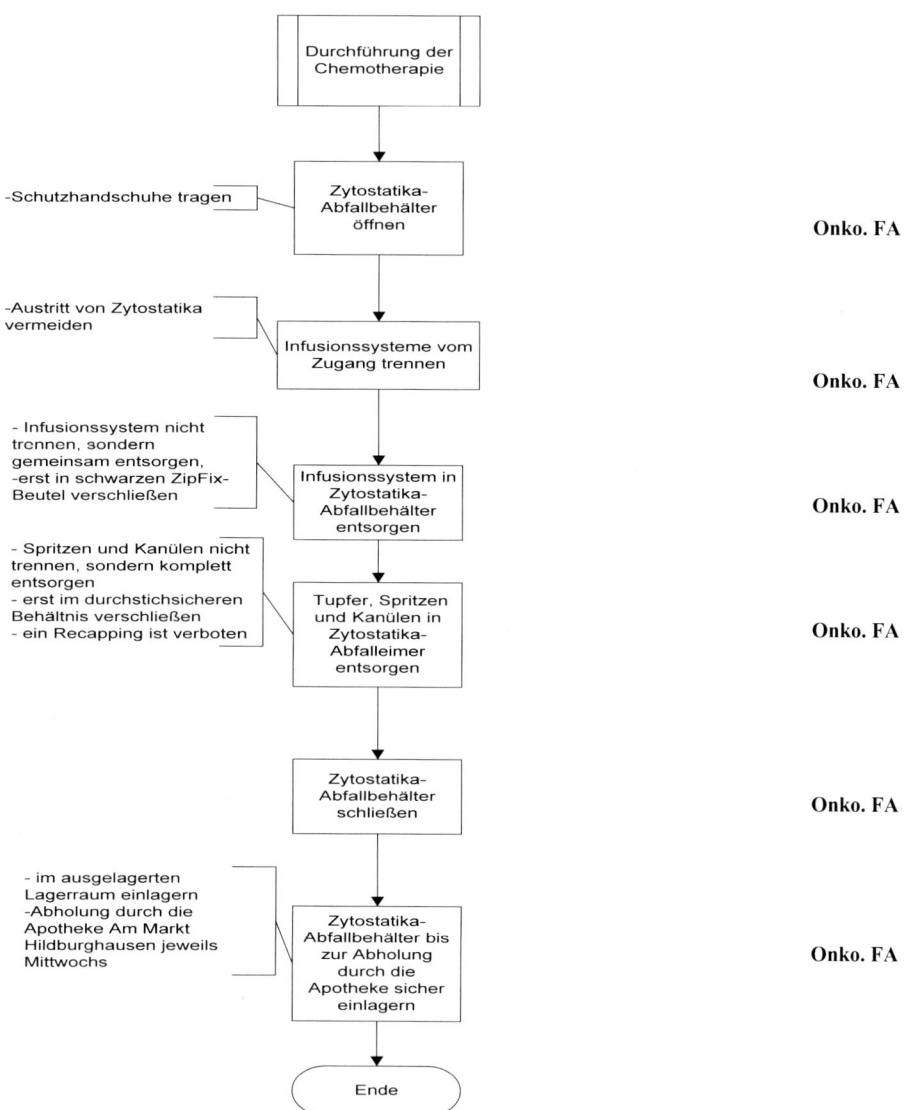

Abb. 5

3. Beispiel: Patientenumfrage

Das Qualitätsmanagement nach DIN EN ISO 9001 empfiehlt eine regelmäßig durchzuführende, um sich den Wünschen der Patientinnen anpassen zu können. In der Norm heißt es unter Punkt 8.2.1 Kundenzufriedenheit: „Die Organisation muss Informationen über die Wahrnehmung der Kunden in der Frage, ob die Organisation die Kundenanforderungen erfüllt hat, als eines der Maße für die Leistung des Qualitätsmanagementsystems überwachen. Die Methoden zur Erlangung und zum Gebrauch dieser Informationen müssen festgelegt werden."[39]

Der Fragebogen unserer Beispielarztpraxis enthielt im Jahre 2009 folgende Fragen:

Wie beurteilen Sie die Einrichtung und Atmosphäre?

Wie zufrieden sind Sie mit der Terminvergabe und den Wartezeiten?

Wie zufrieden sind Sie mit dem Praxisteam? (Freundlichkeit / Hilfsbereitschaft)

Wie zufrieden sind Sie mit der ärztlichen Behandlung? (Kompetenz / individuelle Beratung)

Wie beurteilen Sie unser Angebot an IGEL-Leistungen? (Individuelle Gesundheitsleistungen, die nicht von den Krankenkassen übernommen werden.)

Die Ergebnisse der Patientenumfrage werden dementsprechend ausgewertet und schließlich in der Praxis umgesetzt. Nur mit Hilfe der Rückmeldungen der Patientinnen kann die Arztpraxis explizit deren Vorstellungen gerecht werden, Fehlerquellen aufspüren und eliminieren und bestimmte Verbesserungsvorschläge und Wünsche der Patientinnen berücksichtigen. Das steigert die Qualität und die Wettbewerbsfähigkeit der Praxis.

---

[39] Qualitätsmanagement nach DIN EN ISO 9000ff. Dokumentensammlung. Beuth, 2006.

# 4. ÜBER DAS VERHÄLTNIS VON QUALITÄTSMANAGEMENT NACH DIN EN ISO 9001 UND ÄRZTLICHER PROFESSION

Im ersten Teil dieses Abschnitts sollen konkrete Charakteristika der ärztlichen Profession konkreten Inhalten des Qualitätsmanagements gegenübergestellt werden. Der zweite Abschnitt wird die Ergebnisse verallgemeinern und zusammenfassen.

Wissenschaftliches Wissen und Qualitätsmanagement nach DIN EN ISO 9001

Professionen haben sich im Laufe ihres akademischen Bildungsweges, für den sie bestimmte Zugangsvoraussetzungen erfüllen mussten, wissenschaftliches Wissen angeeignet. Die DIN EN ISO 9001 legt unter Punkt 6.2.2 „Fähigkeit, Bewusstsein und Schulung" folgendes fest:
„Die Organisation muss

a) die notwendigen Fähigkeiten des Personals, das die Produktqualität beeinflussende Tätigkeiten ausübt, ermitteln,

b) zur Deckung dieses Bedarfs für Schulung sorgen oder andere Maßnahmen ergreifen,

c) die Wirksamkeit der ergriffenen Maßnahmen beurteilen,

d) sicherstellen, dass ihr Personal sich der Bedeutung und Wichtigkeit seiner Tätigkeit bewusst ist und weiß, wie es zur Erreichung der Qualitätsziele beiträgt, und

e) geeignete Aufzeichnungen zu Ausbildung, Schulung, Fertigkeiten und Erfahrung führen."[40]

Der wissenschaftliche Wissensbestand wird damit weiterhin gefordert.

Lösen eines Problems im vertrauensvollen Arbeitsverhältnis und Qualitätsmanagement nach DIN EN ISO 9001

Die ärztliche Profession löst ein Problem, eine Krankheit, dessen Bewältigung dem Patienten ohne die Hilfe und das Expertenwissen des Arztes als unmöglich erscheint. Um dieses Problem bewältigen zu können, gehen Arzt und Patient ein Arbeitsbündnis ein, welches auf einer vertrauensvollen Beziehung gründet. Wie oben beschrieben, beinhaltet das Qualitätsmanagement Prozessbeschreibungen, welche die Behandlungsabläufe darstellen. Auffallend ist hier, dass diese für die ärztliche Profession nicht detailliert vorgegeben werden, sodass die Ärztin in ihrem Handeln weitestgehend uneingeschränkt bleibt. Für die Arzthelferinnen hingegen sind diese ausführlich beschrieben und müssen dementsprechend ausgeführt werden. Da die Prozessbeschreibungen lediglich allgemeine Orientierungspunkte geben, bleibt der ‚Fallcharakter' bestehen. Jede Behandlung einer Patientin bleibt damit das

---

[40] Qualitätsmanagement nach DIN EN ISO 9000ff. Dokumentensammlung. Beuth, 2006.

Ergebnis eines interaktiven und vertrauensvollen Konstruktionsprozesses zwischen der Ärztin und der Patientin.

<u>Nicht routinisierbare, unbestimmte und aktive Arbeitsaufgaben und Qualitätsmanagement nach DIN EN ISO 9001</u>

Weil die Arbeitsaufgaben der ärztlichen Profession nicht routinisierbar, unbestimmt und aktiv sind, lassen sich keine standardisierten Verfahren anwenden. Das Qualitätsmanagement kann demzufolge keine Standardisierungen innerhalb der Behandlungsabläufe geben. Die dokumentierten Prozessabläufe, die zudem für die Ärztin unspezifisch sind, bieten eine Unterstützung, die der individuellen Anpassung bedarf. Eine Prozessbeschreibung des Qualitätsmanagementhandbuchs verweist auf die S3-Leitlinien (Abb. 6). Aber selbst diese sind keine Richtlinien, sondern Empfehlungen, die ebenfalls an den Einzelfall angepasst werden müssen. Zusammenfassend lässt sich feststellen, dass das Qualitätsmanagement das ärztliche Handeln nicht zu standardisieren versucht.

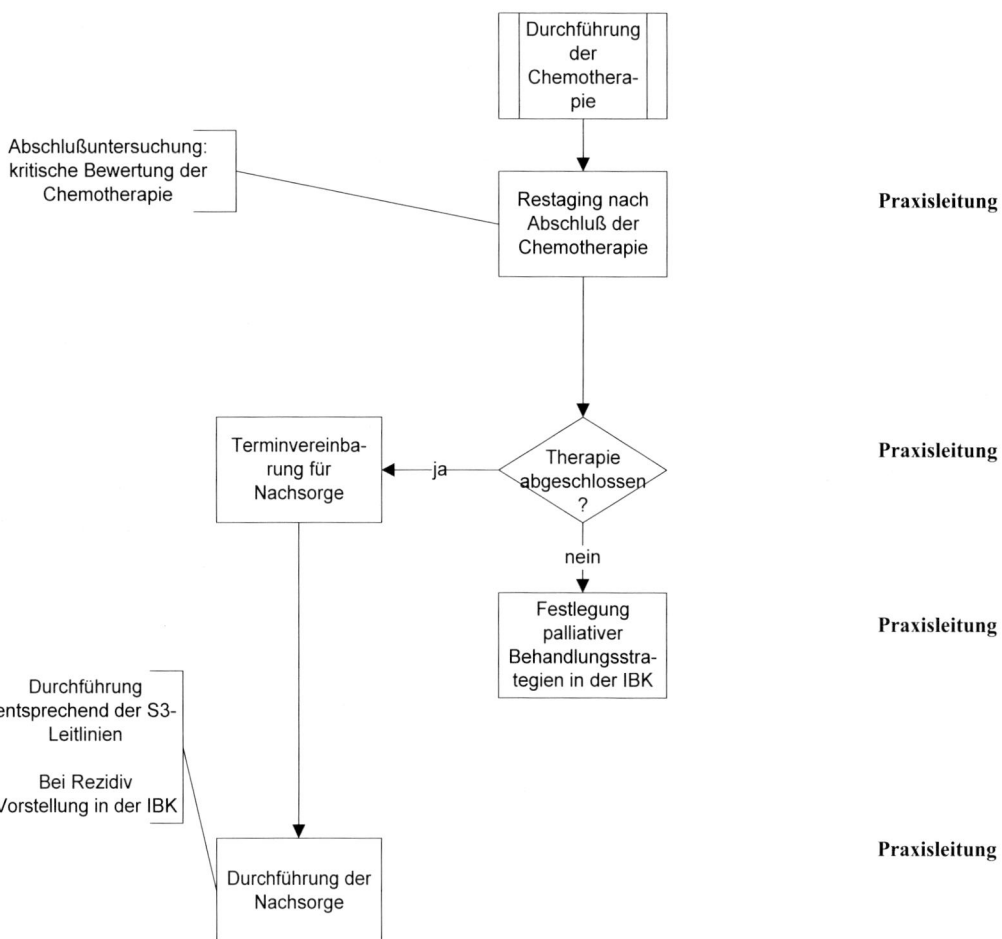

Abb.6

### Diagnose, Inferenz und Behandlung und Qualitätsmanagement nach DIN EN ISO 9001

Die Diagnose als ‚seherische Kompetenz' der ärztlichen Profession wird mit Hilfe des Qualitätsmanagements in sofern unterstützt, als dass die Instrumente die zur Datenerfassung dienen, standardisiert und geeicht werden müssen, wie zum Beispiel das Blutdruckmessgerät oder die Personenwaage. Es stellt für die Ärztin eine Hilfe dar, weil sie sich darauf verlassen kann, dass die Geräte, die sie zur Diagnosestellung benutzt, einwandfrei funktionieren. Ebenso müssen die Medikamente und jedwede Behandlungsinstrumente kontrolliert werden. Weil die Qualität der erforderlichen Mittel zur Diagnosestellung und zur Behandlung im Rahmen des Qualitätsmanagements gewährleistet sein muss, können Fehlerquellen vermieden und die Inferenz, die kognitive Schlussfolgerung der Ärztin, vereinfacht und sicherer werden.

### Zeit- und Entscheidungsdruck und Qualitätsmanagement nach DIN EN ISO 9001

Niklas Luhmann zufolge sind der Zeit- und Entscheidungsdruck der Katalysator für die Professionsbildung. Das Qualitätsmanagement vermag diesen Druck der ärztlichen Profession auch nicht aufzuheben. Da die Ärztin unserer Beispielarztpraxis niederlassen ist, ist sie nicht nur Ärztin, sondern zugleich auch Unternehmerin. Aus diesem Grunde üben wirtschaftliche und ökonomische Zwänge zusätzlichen Druck aus. Das Qualitätsmanagement hält allerdings Instrumente bereit, die den Druck abschwächen. Einige Beispiele sollen hier genannt werden: Die Terminplanung, die Prozessabläufe, die Qualitätskontrolle der erforderlichen Mittel oder die Überprüfung des wirtschaftlichen Erfolgs der Praxis mit Hilfe des einmal jährlich zu erstellenden Managementsreviews.

### Gesellschaftliche Anerkennung und Qualitätsmanagement nach DIN EN ISO 9001

Die ärztliche Profession ist in der Gesellschaft angesehen und anerkannt. Interessant wäre, ob und inwiefern eine Zertifizierung der Arztpraxis nach DIN EN ISO 9001, welche als sichtbares Zeichen für die Erfüllung der geforderten Qualitätsanforderungen gilt, diese steigern kann. Doch diese Überlegung bedarf einer statistischen Untersuchung.

### Kein eigenes Interesse und Qualitätsmanagement nach DIN EN ISO 9001

Die ärztliche Profession besitzt kein eigenes Interesse, deshalb spricht Hans Albrecht Hesse von der Arbeit der Professionellen gar als ‚altruistische Gemeinwohlorientierung'. Die Unternehmensphilosophie unserer Beispielarztpraxis, welche im Qualitätsmanagement-handbuch festgehalten werden muss, lautet: „Persönliche Beratung und sorgfältige

Behandlung". Da die Praxis ein Dienstleistungsunternehmen ist, muss die Aufklärung und Betreuung der Patientinnen zur Förderung des Gesundheitsbewusstseins oberste Priorität haben. Aber wie oben erwähnt, ist die Ärztin nicht nur Ärztin, sondern auch Unternehmerin. Deshalb muss sie auch ein eigenes Interesse besitzen, nämlich das wirtschaftliche. Die Unternehmerin muss ein erfolgreiches Unternehmen führen, um materiell abgesichert zu sein. Dieses unternehmerische Interesse lässt sich allerdings ohne weiteres mit der ärztlichen, ‚altruistischen Gemeinwohlorientierung' vereinen, denn nur mit materiellen Ressourcen können die Anforderungen der Patientinnen zur ihrer Zufriedenheit erfüllt werden.


Wie wir gesehen haben, ist die ärztliche Profession in die Organisationsstrukturen des Qualitätsmanagements nach DIN EN ISO 9001 integriert. Diese Strukturen nutzt sie einerseits zur Steuerung ihrer komplexen Arbeitsabläufe, andererseits sieht sie sich in der Gefahr von diesen kontrolliert zu werden. Damit lässt sich das Verhältnis zu ihrer organisatorischen Einbettung als kritisch und prekär beschreiben, so Fritz Schütze.[41] Inwieweit dieses Verhältnis als kritisch und prekär gelten kann, soll nun diskutiert werden.
Die Einführung von Qualitätsmanagementsystemen in das Gesundheitssystem scheint im ersten Moment problematisch zu sein, da das „Produkt", welches durch die Normen und Regelungen verbessert werden soll, nicht ohne weiteres zu finden ist. Denn kann es die „Gesundheit" sein, welche in hohem Maße der subjektiven Empfindung der Patienten unterliegt? Ein Ausweg aus diesem Dilemma schafft folgende Überlegung[42]:


| Strukturqualität | + | Prozessqualität | = | Ergebnisqualität |
|---|---|---|---|---|
| Qualifikation der Mitarbeiter | | Organisation | | Behandlungsergebnisse |
| Geräte | | Steuerung der mittelbaren | | |
| Räume | | und unmittelbaren | | |
| Finanzmittel | | Behandlungsabläufe | | |


Eine Verbindung von qualitativ hochwertiger Mikroebene der Arztpraxis, wie eine hervorragende Qualifikation der Arztschwestern und Arbeitsmittel, die dem höchsten technischen Niveau entsprechen, mit einer ebenso qualitativ hochwertigen Makroebene, die

---

[41] Vgl. Schütze, Fritz (1996): S. 185
[42] Lorenz, Alfred L. (2000): S. 189

durch eine reibungslose Organisation der Behandlungsabläufe gekennzeichnet ist, erzielt die bestmöglichen Behandlungsergebnisse.

Diese organisatorischen Abläufe sind im Gegensatz zum ärztlichen Handeln bestimmbar, träge und routinisierbar. Deshalb lassen sie sich mit Hilfe von Standardisierungsinstrumenten optimieren. Das ärztliche Handeln hingegen lässt sich mit keinerlei Verfahren zu Standardisierungen zwingen, da es unbestimmt, aktiv und nicht routinisierbar ist.

Daraus folgt, dass das Qualitätsmanagement nach DIN EN ISO 9001 lediglich die organisatorischen Abläufe beeinflusst und nicht die ärztliche Profession an sich.

Das soll anhand eines kurzen Beispiels verdeutlicht werden: Die Ärztin legt mit Hilfe ihrer wissenschaftlichen Kompetenz fest, welche Chemotherapie bei einer Patientin durchgeführt werden soll. Aber wie die Zytostatika gelagert und schließlich entsorgt werden, regelt das Qualitätsmanagement (siehe Beispiel 2 unter Punkt 3.3)

Der wissenschaftliche Wissensbestand und der Individualismus des Arztes sichern ihm das Recht auf Selbstbestimmung und Autonomie. Trotz dessen akzeptiert er administrative, formale Vorgaben, soweit sie für die Verwaltung der professionellen Organisation einerseits unumgehbar sind, andererseits positive Auswirkungen auf sein Handeln besitzen. Er wird sie allerdings nicht akzeptieren, wenn diese seine Autonomie bedrohen würden. Eliot Freidson spricht in diesem Sinne von einem ontologischen und epistemologischen Individualismus. [43]
Ihm zufolge nimmt der Arzt als Professioneller die Realität auf der Basis seiner persönlichen partikularistischen Erfahrungen wahr. Er wird durch seine eigene Arbeit absorbiert und isoliert, der Professionelle ist in dieser Hinsicht gewissermaßen seine eigene Arbeit. Die Konsequenz dessen ist, dass der Individualismus zum dominanten Element der Orientierung und des Verhaltens wird. Und das zeichnet die Selbstbestimmung des Handelns aus. Professionelles Handeln verträgt sich demzufolge nur schwerlich mit irgendeiner Form von Fremdbestimmung. Daraus resultieren natürlich besondere Probleme der Kontrolle professioneller Arbeit. Die einzige Kontrollmöglichkeit der ärztlichen Profession ist die kollegiale Kontrolle des Kollegiums.

<u>Exkurs kollegiale Kontrolle</u>[44]

Das Kollegium weist eine polykratische Struktur auf, in der alle Mitglieder gleichberechtigt sind. Hierbei wird die Autonomie jedes Professionellen zwar gewährleistet, jedoch entstehen dadurch Schwierigkeiten bei Konfliktlösungen. Deshalb werden Probleme oft vermieden, die

---

[43] Vgl. Klatetzki, Thomas (2005): S. 271
[44] Vgl. Klatetzki, Thomas (2005): S. 272ff

allerdings latent weiter bestehen können. Es kann zur Bildung von Fraktionen, Spaltungen oder Machtkämpfen innerhalb des Kollegiums kommen.

Im Arbeitsalltag lässt sich eine spezifische Form kollegialer Kontrolle finden: die Selbstregulation. Der Professionelle spricht mit Kollegen, die das gleiche Wissen besitzen und somit das Recht zur Beurteilung und Kontrolle ihrer Arbeit haben. Diese Form gründet auf gegenseitigem Vertrauen. Die Professionellen respektieren und schützen ihren Status gegenseitig, indem sie sich niemals negativ über ihn in der Öffentlichkeit äußern. Da dem Arzt Fehler unterlaufen können, weil eben keine verlässlichen, kausal wirksamen Methoden und keine Technologien verfügbar sind, werden sie als Meinungen aufgefasst und damit normalisiert. Thomas Klatetzki nimmt die Unterscheidung von normalen und groben Fehlern vor: Normale Fehler sind unvermeidlich, nachvollziehbar und entschuldbar. Grobe Fehler hingegen sind durch Ignoranz, Nachlässigkeit und Inkompetenz entstanden und deshalb beschämend und unentschuldbar. Die Reaktion des Kollegiums auf solch einen Fehler ist das Suchen nach einem privaten Gespräch um Peinlichkeiten zu vermeiden. Wenn diese Gespräche keine Wirkung zeigen sollten, wird dieser Kollege vom Kollegium boykottiert, indem die Zusammenarbeit vermieden und die Reziprozität entzogen wird. Dieser Ausschluss aus dem Kollegium wird durch einen informellen Schneeballeffekt verstärkt. Im Zentrum der kollegialen Organisation, die horizontal in Form eines Netzwerkes stratifiziert ist, stehen die „Stars", denen die höchste Anerkennung zu teil wird, an der Peripherie die gering geschätzten Isolierten.

Das Qualitätsmanagement nach DIN EN ISO 9001 nimmt besonderen Einfluss auf die Aufbau– und Ablauforganisation, auf Einrichtung, Maschinen und Prüfmittel und auf die Personalauswahl und –Schulung. Es bezieht sich auf Festlegungen von Verantwortlichkeiten und Regelungen von Abläufen, nicht auf die Beschreibung von Produkteigenschaften. Zudem beeinflusst es nicht das ärztliche Handeln, da es keine Anweisungen zur Behandlung der Patienten gibt. Im Gegenteil: es stellt für den Arzt eine Sicherheit dar, weil es die Rahmenbedingungen für einen ungestörten Praxisablauf sichert. Das Qualitätsmanagement nach DIN EN ISO 9001 erhöht nicht nur die Sicherheit der Arbeitsprozesse, sondern auch die Transparenz und Qualität dieser. Durch beherrschte Arbeitsabläufe können die Produktivität gesteigert und administrative Prozesse vereinfacht werden. Weiterhin führt es zu einer Verbesserung der Kommunikation, der Motivation und der Wettbewerbsposition. Mit Hilfe der Dokumentation der Abläufe als Basis trägt es zur Effizienzsteigerung auch bei produktionsunabhängigen Abläufen bei. Die Erstellung und Implementierung des Systems erfordert zunächst zwar viel Zeit, aber letztlich kommt es mit Hilfe von geregelten Prozessabläufen zu einer Ersparnis der Zeit. Ferner entlastet es den Arzt sowie die Arzthelferinnen in Rechtsfragen bei medizinischen Fehlern, zum Beispiel im Bereich der Hygiene oder der Medikamentenkontrolle. Außerdem wird das Praxispersonal durch die externe und unabhängige Sichtweise des Zertifizierers auf Fehlerquellen und Verbesserungsmöglichkeiten hingewiesen, die so genannte ‚Betriebsblindheit' wird damit umgangen. Nachteilig ist, dass die Erstellung und regelmäßige Kontrolle des Systems für einen Arzt im Arbeitsalltag meist zeitlich nicht zu schaffen ist, weswegen er einen Qualitätsmanagementberater benötigt. Umso wichtiger ist es, dass das Praxispersonal ständig mitarbeitet und vor allem den Sinn des Qualitätsmanagements verstanden hat.

## 5. ZUSAMMENFASSUNG UND FAZIT

Ziel dieser Arbeit war es, am Beispiel einer nach DIN EN ISO 9001 zertifizierten Frauenarztpraxis, das Verhältnis des Qualitätsmanagementsystems und der ärztlichen Profession, „seismographisches Spiegelbild der kulturellen, sozialen und technologischen Veränderungen der Gesamtgesellschaft und ihrer Teilbereiche"[45], zu ermitteln. Fragen wie ‚Kann die ärztliche Profession von den bestehenden Gesetzen und Regelungen, welche die Standardisierung der Arbeitsabläufe zum Ziel haben, profitieren? Wenn nicht, welche Probleme sind es, die die Anpassung an die gesetzlichen Vorschriften erschweren und wie können diese bewältigt werden? Oder aber – findet hier eine Deprofessionalisierung des Ärztestandes statt?' standen im Mittelpunkt.

Wie wir gesehen haben, regelt und vereinfacht das Qualitätsmanagement nach DIN EN ISO 9001 organisatorische Handlungsabläufe, jedoch nicht das ärztliche Handeln und Entscheiden an sich. Die ärztliche Profession als Profession par excellence ist und bleibt unantastbar.

Thomas Klatetzki allerdings sieht im Begriff „Qualität" ein Indiz für das nahende Ende der Profession und die fortschreitende Dominanz einer „verwalteten Welt", „weil unter dem Label „Qualität" das Wissen in organisatorischen Regeln verortet wird, und nicht mehr in den Köpfen der Professionellen.".[46] Ich bezweifle stark, dass „die klinische Mentalität (Problembearbeitung von Einzelfällen) durch die bürokratische Mentalität (standardisierte Problembearbeitung) ersetzt wird"[47]. Weiterhin ist er der Meinung, dass die Bürokratisierung an die Diagnose und die Behandlung ansetzt und deshalb die Inferenz ausgeschaltet wird. Für ihn legitimiert nicht mehr Wissenschaft das Handeln, sondern „Qualität – der neue Gott".[48]

Wie wir auch gesehen haben, kann das Qualitätsmanagement niemals weder die Diagnose noch die Behandlung und schon gar nicht die Inferenz ausschalten. Hierzu ist professionelles Wissen von Nöten. Die zunehmende Bürokratisierung der zunehmend verwalteten Welt vermag dieses Wissen nicht zu ersetzen.

Ulrich Oevermann beschreibt professionalisiertes Handeln als den „gesellschaftlichen Ort der Vermittlung von Theorie und Praxis unter Bedingungen der verwissenschaftlichen

---

[45] Schütze, Fritz (1996): S. 196
[46] Klatetzki, Thomas (2005): S. 280ff
[47] Klatetzki, Thomas (2005): S. 280ff
[48] Klatetzki, Thomas (2005): S. 280ff

Rationalität."[49] Die Inhalte und Ziele des Qualitätsmanagements nach DIN EN ISO 9001 bilden die Bedingung für eine reibungslose Vermittlung von Theorie und Praxis.

Letzten Endes dürfen wir das Wichtigste nicht vergessen, und zwar, wofür dieses System von kontinuierlichen Verbesserungsprozessen angedacht ist: für die Erhaltung unseres wertvollsten Gutes - für die Gesundheit unserer Gesellschaft. Entscheidend ist deshalb der von den Patienten feststellbare Effekt.

---

[49] Oevermann, Ulrich (1996): S. 80

# 6. LITERATUR- UND ABBILDUNGSVERZEICHNIS

Borst, U.; Studer, K; Eyer, H.; Kellenberger, U. (2004): Qualitätsmanagement in den Psychiatrischen Diensten Thurgau. Instrument der Unternehmensentwicklung. In: Schweizerische Ärztezeitung, Nr. 11, S. 578-581.

Combe, Arno und Helsper, Werner (1996): Pädagogische Professionalität. Historische Hypotheken und aktuelle Entwicklungstendenzen. In: Combe, Arno und Helsper, Werner (Hrsg.): Pädagogische Professionalität. Untersuchungen zum Typus pädagogischen Handelns. Suhrkamp, Frankfurt am Main. S. 9-49.

Endruweit, Günter und Trommsdorf, Gisela (Hrsg.) (2002): Wörterbuch der Soziologie. UTB-Verlag, Stuttgart.

Ertl-Wagner, Birgit; Steinbrucker, Sabine; Wagner, Bernd C. (2009): Qualitätsmanagement & Zertifizierung. Springer, Heidelberg.

Fänder, Anett: Qualitätsmanagementhandbuch 2010

Görres, Stefan (1999): Qualitätssicherung in Pflege und Medizin. Bestandsaufnahme, Theorieansätze, Perspektiven am Beispiel des Krankenhauses. Verlag Hans Huber, Bern.

Heckhausen, Dorothee; Hunke-Hofmann, Monika; Scheibeler, Alexander A.W.; Scheibeler, Florian (2009): Die Arztpraxis. Praxismanagement, Qualitätssicherung und Qualitätsmanagement nach SGB V und ISO 9001 sowie den Richtlinien des Gemeinsamen Bundesausschusses. VSV, Berlin.

Hillmann, Karl-Heinz (2007): Wörterbuch der Soziologie. Kröner-Verlag, Stuttgart.

Klatetzki, Thomas (2005): Professionelle Arbeit und kollegiale Organisation. Eine symbolisch interpretative Perspektive. In: Klatetzki, Thomas und Tacke, Veronika (Hrsg.): Organisation und Profession. VS-Verlag, Wiesbaden. S. 253-285.

Lorenz, Alfred L. (2000): Abgrenzen oder zusammen arbeiten? Krankenpflege und die ärztliche Profession. Mabuse-Verlag, Frankfurt am Main.

Oevermann, Ulrich (1996): Theoretische Skizze einer revidierten Theorie professionalisierten Handelns. In: Combe, Arno und Helsper, Werner (Hrsg.): Pädagogische Professionalität. Untersuchungen zum Typus pädagogischen Handelns. Suhrkamp, Frankfurt am Main. S. 70-183.

Pfadenhauer, Michaela (2003): Professionalität. Eine wissenssoziologische Rekonstruktion institutionalisierter Kompetenzdarstellungskompetenz. Leske + Budrich, Opladen.

Qualitätsmanagement nach DIN EN ISO 9000ff. Dokumentensammlung. Beuth, 2006.

Schönsleben, Paul und Müller, Roland (Hrsg.) (1996): Qualität managen. Von der ISO-Zertifizierung zur betrieblichen Alltagspraxis. Verlag Industrielle Organisation, Zürich.

Schütze, Fritz (1996): Organisationszwänge und hoheitsstaatliche Rahmenbedingungen im Sozialwesen: Ihre Auswirkungen auf die Paradoxien des professionellen Handelns. In: Combe, Arno und Helsper, Werner (Hrsg.): Pädagogische Professionalität. Untersuchungen zum Typus pädagogischen Handelns. Suhrkamp, Frankfurt am Main. S. 183-276.

Stichweh, Rudolf (1996): Professionen in einer funktional differenzierten Gesellschaft. In: Combe, Arno und Helsper, Werner (Hrsg.): Pädagogische Professionalität. Untersuchungen zum Typus pädagogischen Handelns. Suhrkamp, Frankfurt am Main. S. 49-70.

Stichweh, Rudolf (2005): Wissen und die Profession in einer Organisationsgesellschaft. In: Klatetzki, Thomas und Tacke, Veronika (Hrsg.): Organisation und Profession. VS-Verlag, Wiesbaden. S. 31-45.

Wenzel, Harald (2005): Profession und Organisation. Dimensionen der Wissensgesellschaft bei Talcott Parsons. In: Klatetzki, Thomas und Tacke, Veronika (Hrsg.): Organisation und Profession. VS-Verlag, Wiesbaden. S. 45-73.

INTERNETADRESSEN

http://blog.medienfachwirt.info/wp-content/uploads/2009/03/ursache_wirkung_diagramm_allgemein.png

http://www.bundesaerztekammer.de

http://www.kv-thueringen.de

http://www.bfr.bund.de/cd/11172

(30.08.2010)

ABBILDUNGEN

Abb. 1: Lisa Fänder
Abb. 2: http://blog.medienfachwirt.info
Abb. 3: Qualitätsmanagementhandbuch Anett Fänder
Abb. 4: Qualitätsmanagementhandbuch Anett Fänder
Abb. 5: Qualitätsmanagementhandbuch Anett Fänder
Abb. 6: Qualitätsmanagementhandbuch Anett Fänder